El Enfermero Jim y el Caso de las Sonrisas Perdidas

Escrito por

J. S. Warner

Ilustraciones de

Bonnie L. Ferguson

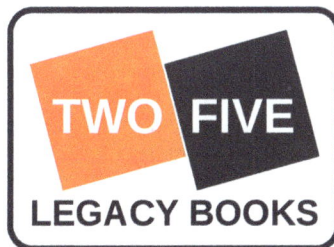

TWO FIVE
LEGACY BOOKS

Publicado por Two Five Legacy Books
Un Sello de Warner House Press, EE. UU.

www.jswarnerauthor.com

Descargo de responsabilidad:
Esta obra es en gran parte un producto de ficción. Sin embargo, la Escuela Número 2 es un lugar real, y el personaje del Enfermero Jim está basado en una persona real, al igual que el Director Fingerlin y el Profesor de Educación Física Nicholas Martins.

Todos los demás personajes y eventos son ficticios, y cualquier parecido con personas reales, vivas o muertas, es pura coincidencia.

Agradecimientos especiales a Yahairah "Yari" Santiago, Gerente de Cafetería de la Escuela No. 5 por su ayuda con esta traducción.

Publicado en 2025
Impreso en EE. UU.

ISBN: 978-1-951890-61-2

10 9 8 7 6 5 4 3 2 1

Para Mamá y Papá,
Francis y Joanna,
que ahora viven en las estrellas—
Que esta historia les llegue.

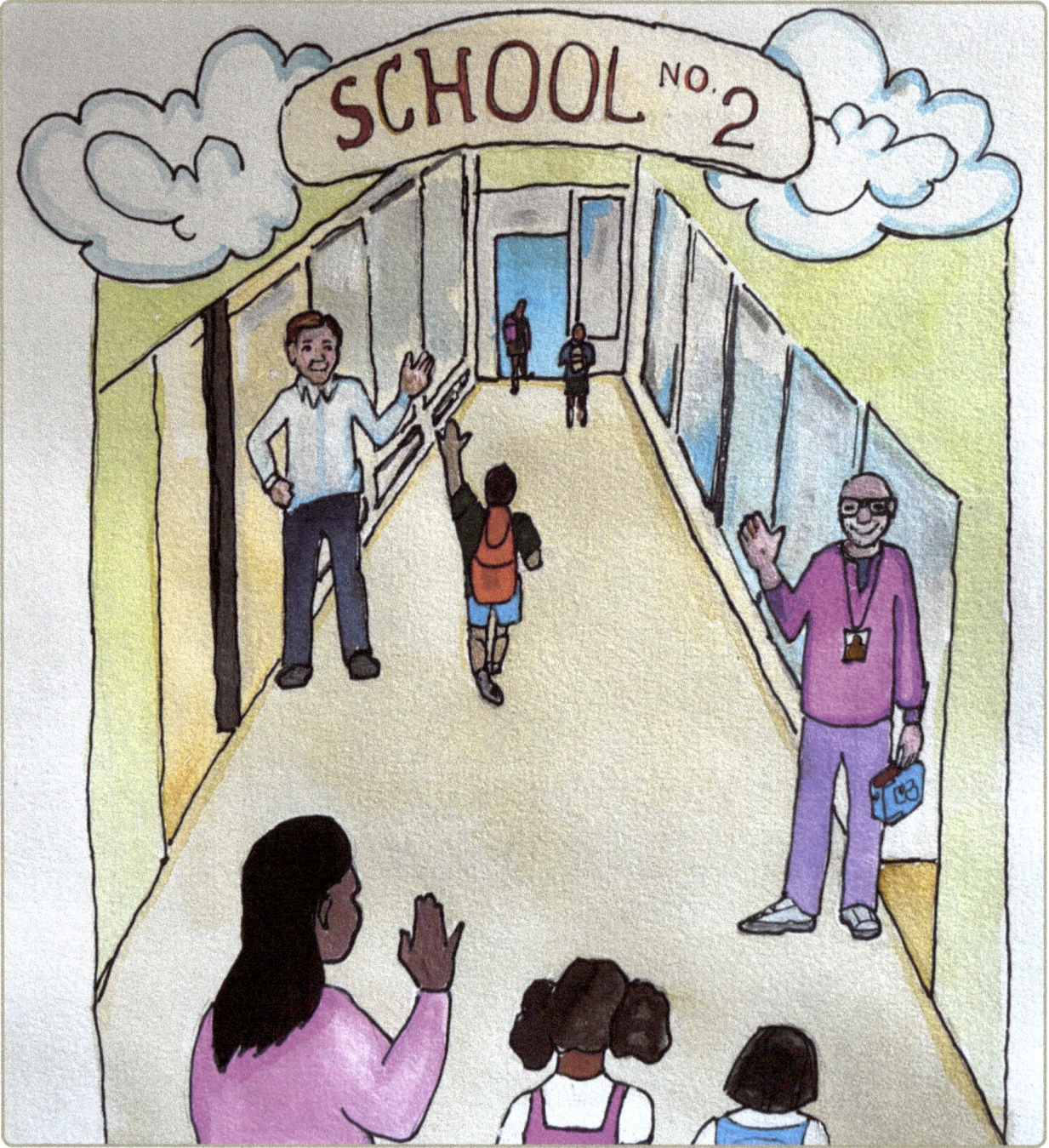

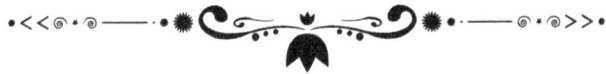

Bienvenidos a la Escuela Número Dos,
donde el Enfermero Jim
y el Director Fingerlin son conocidos como
el dúo dinámico.

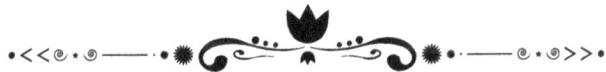

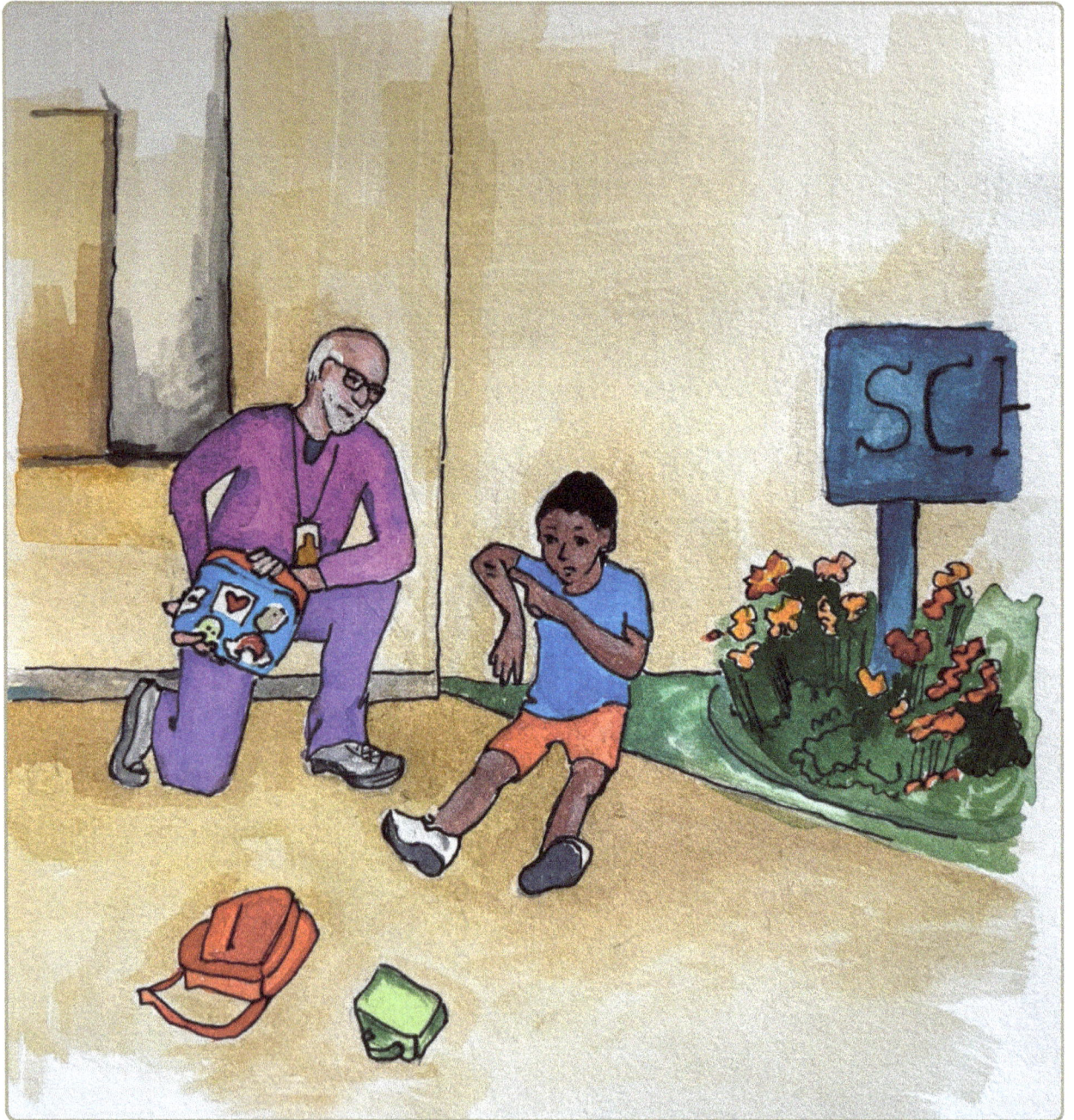

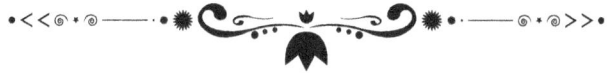

El Enfermero Jim es un enfermero escolar amigable y servicial que puede curar cualquier enfermedad con su bolso médico especial.

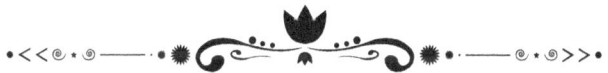

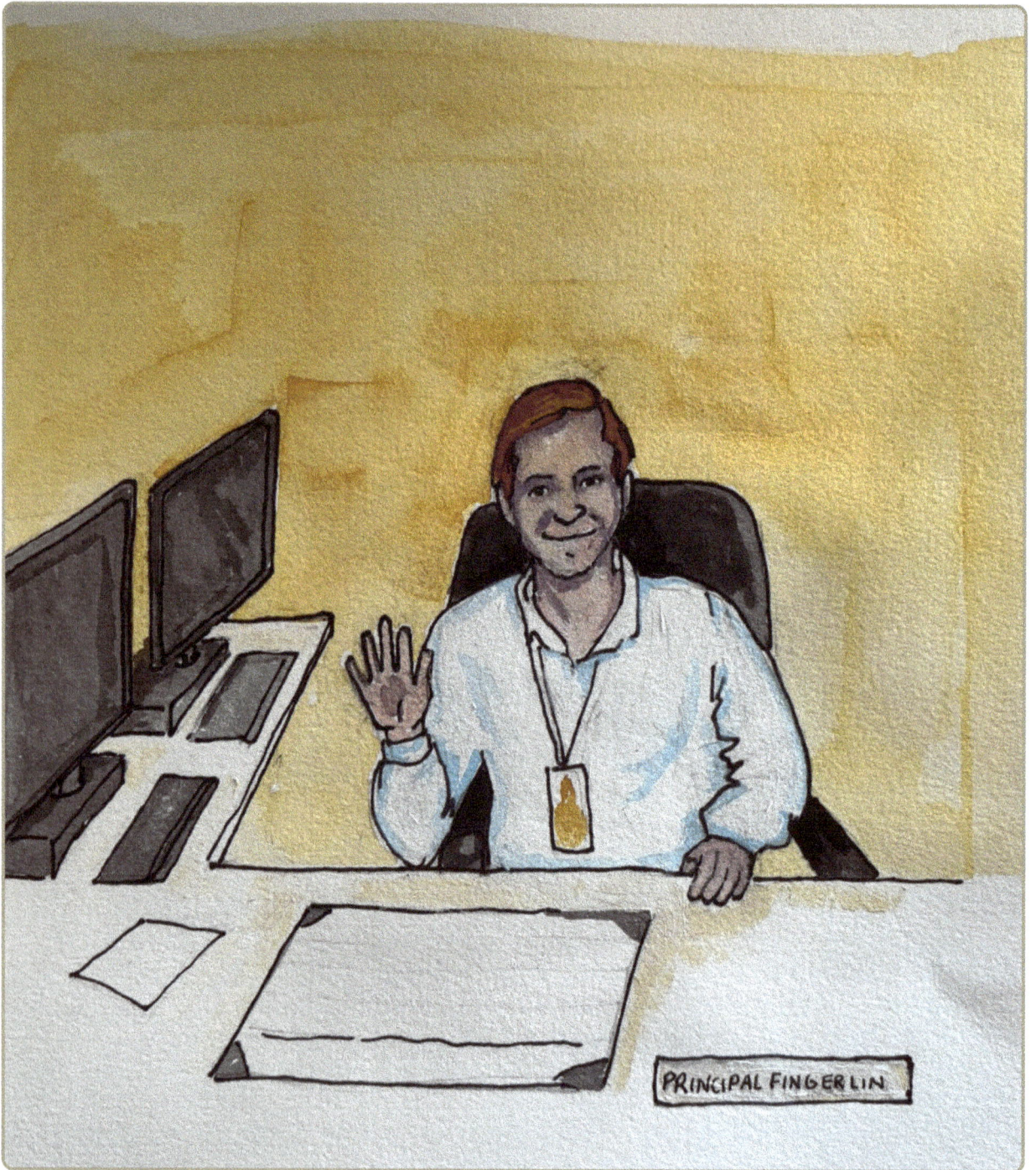
PRINCIPAL FINGERLIN

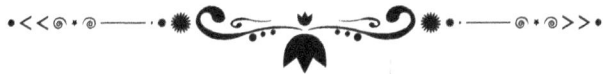

El Señor Fingerlin es un líder sabio y comprensivo que siempre tiene una sonrisa en su rostro.

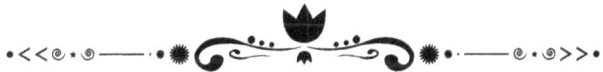

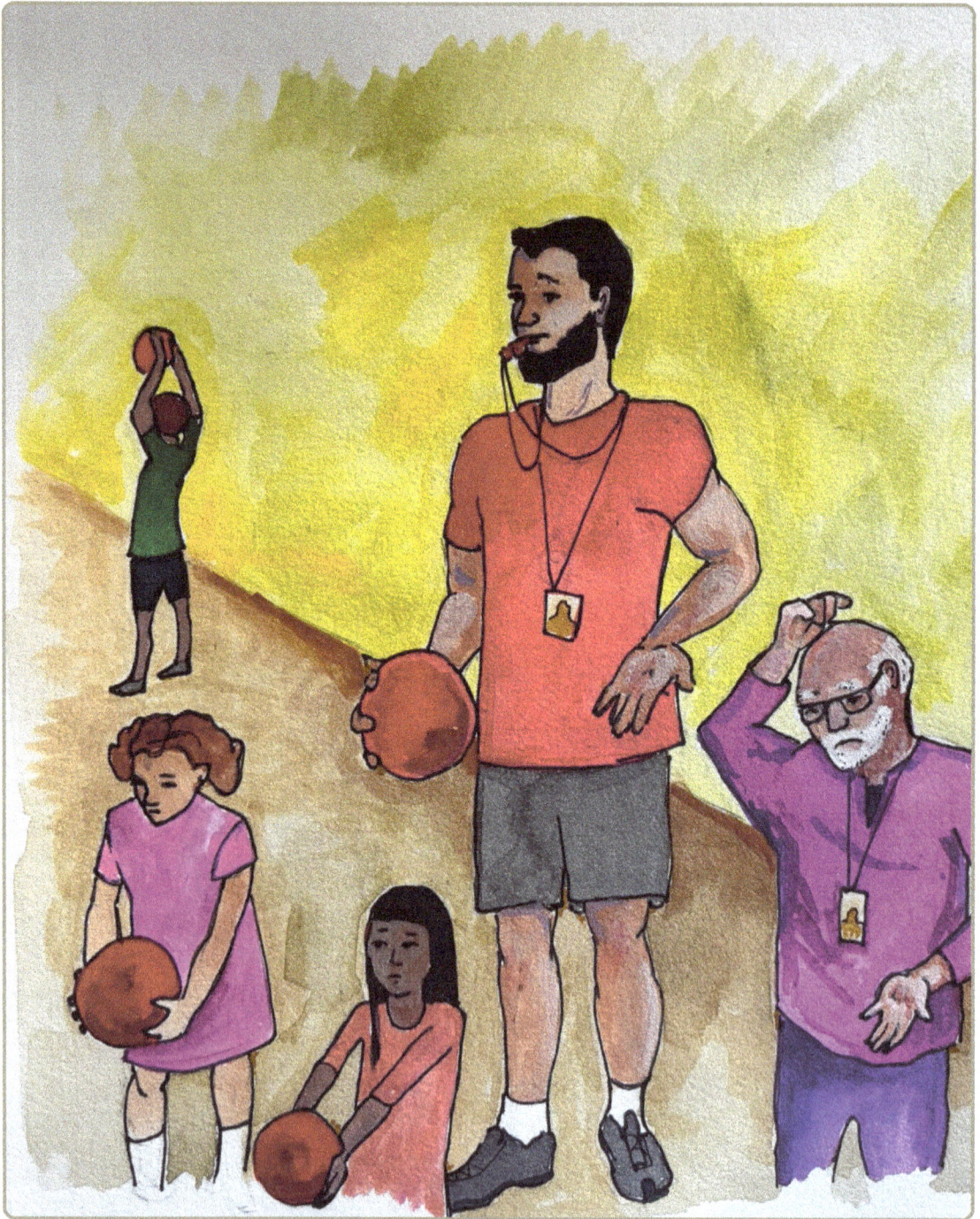

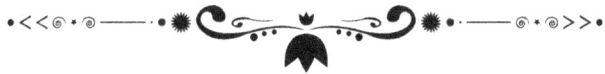

Un día, el Enfermero Jim vio que los estudiantes
se veían un poco tristes
y no estaban tan alegres como siempre.

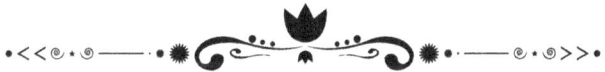

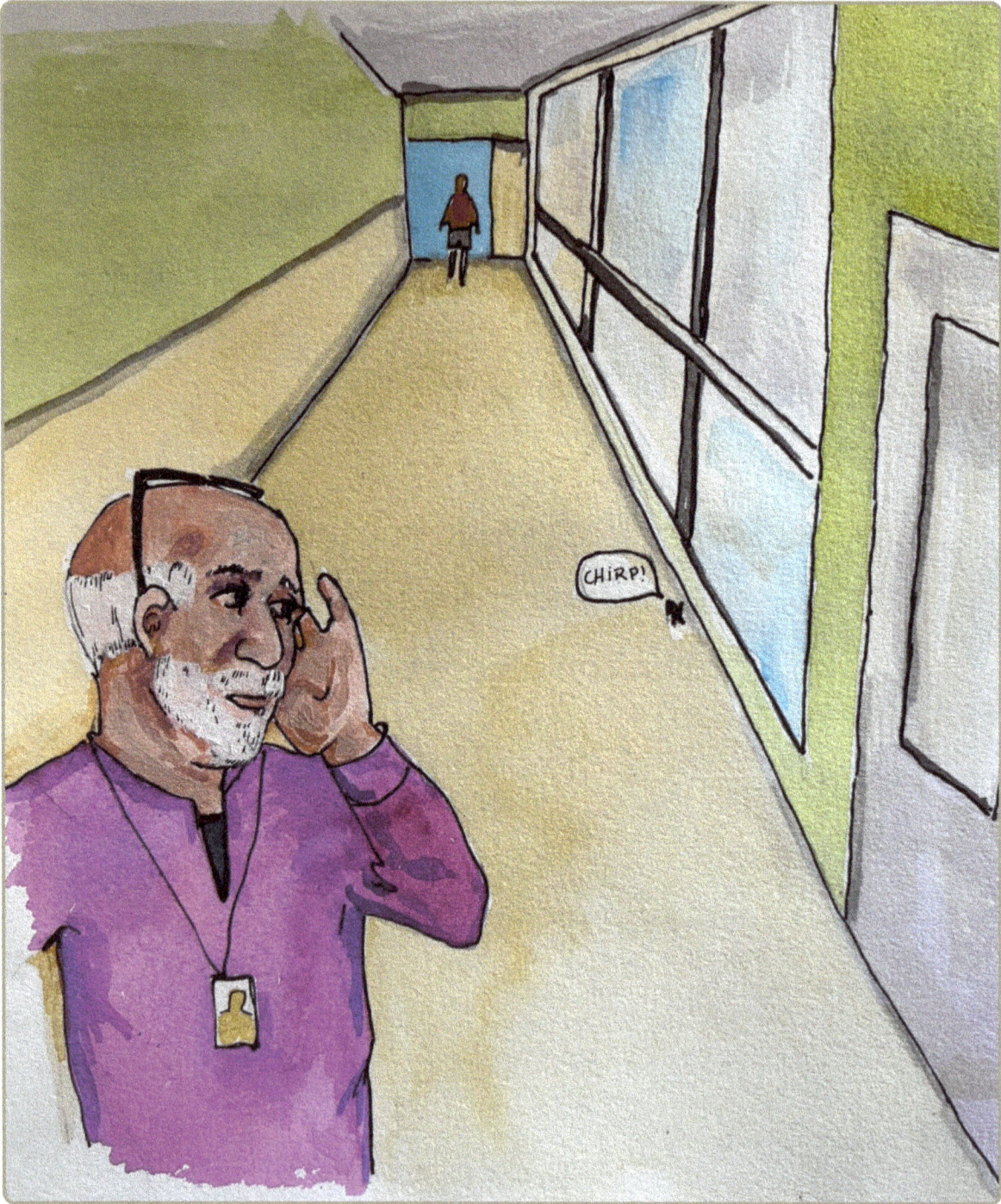

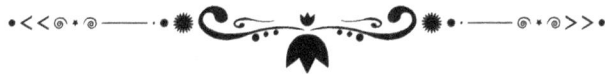

Las sonrisas de los estudiantes habían
desaparecido de repente,
y los pasillos alegres de la escuela se
sentían algo tristes y silenciosos.

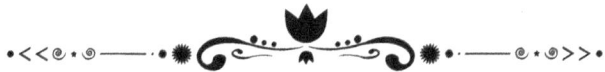

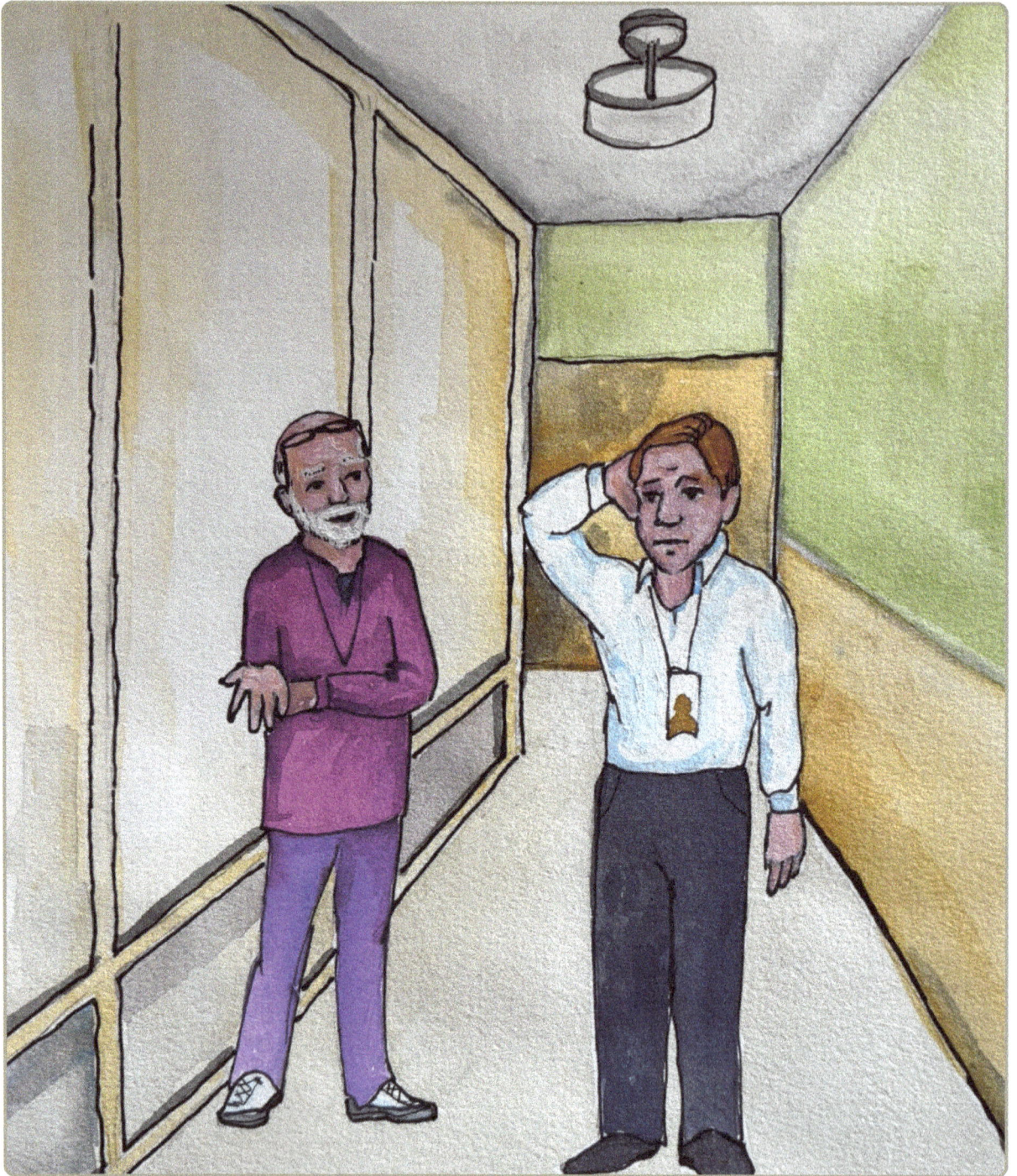

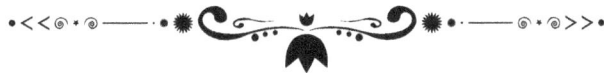

Preocupado, el Enfermero Jim compartió lo que había visto con el Señor Fingerlin.

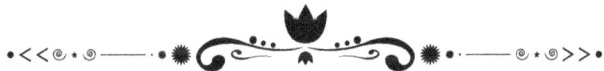

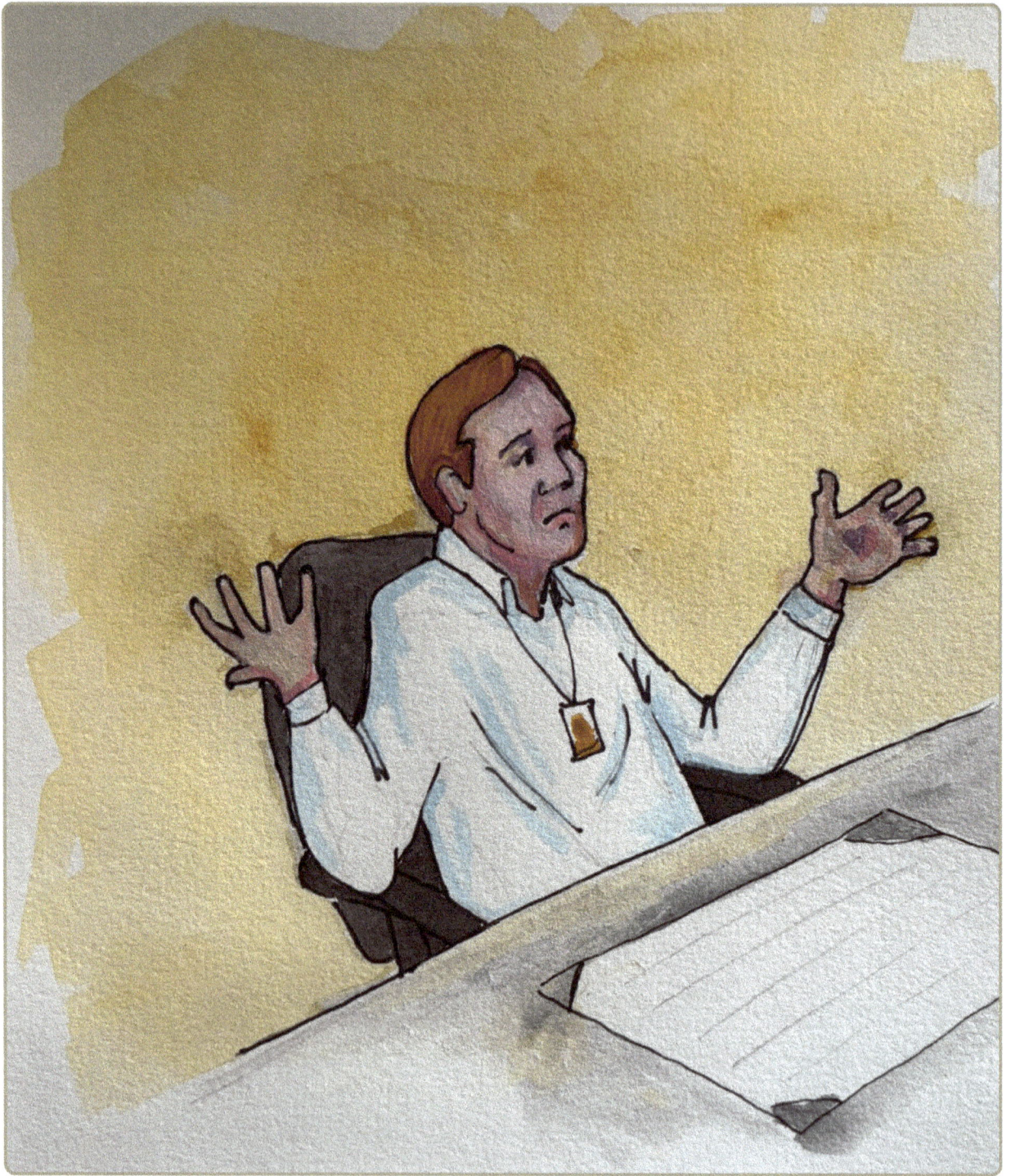

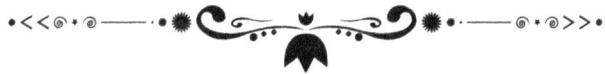

El Señor Fingerlin no podía creer cuando escuchó sobre las sonrisas desparecidas.

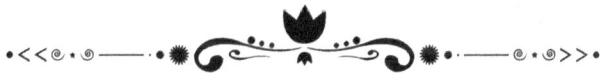

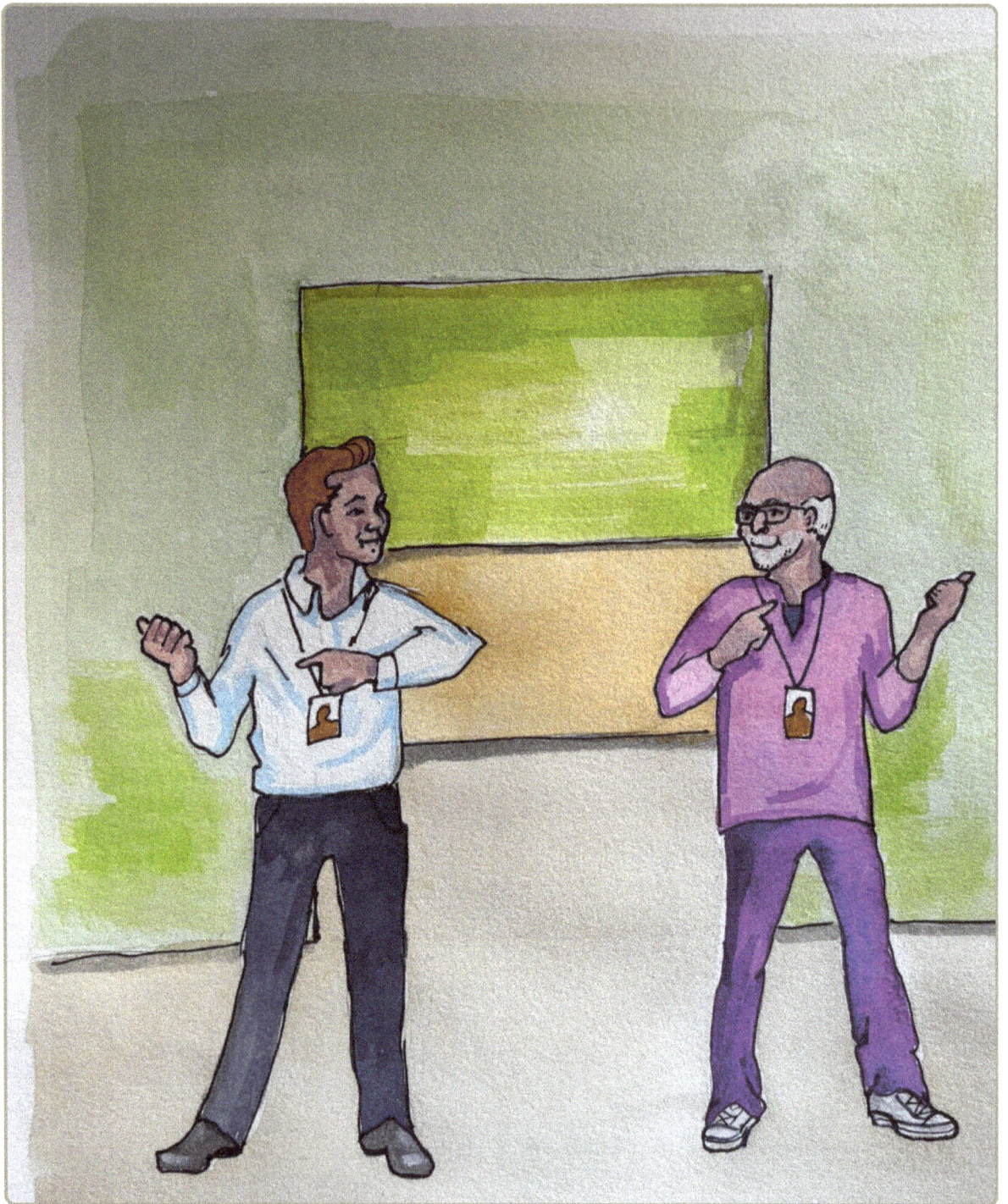

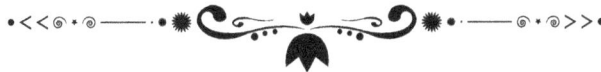

El Enfermero Jim y el Señor Fingerlin propusieron investigar las razones detrás de las sonrisas desaparecidas.

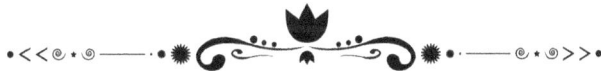

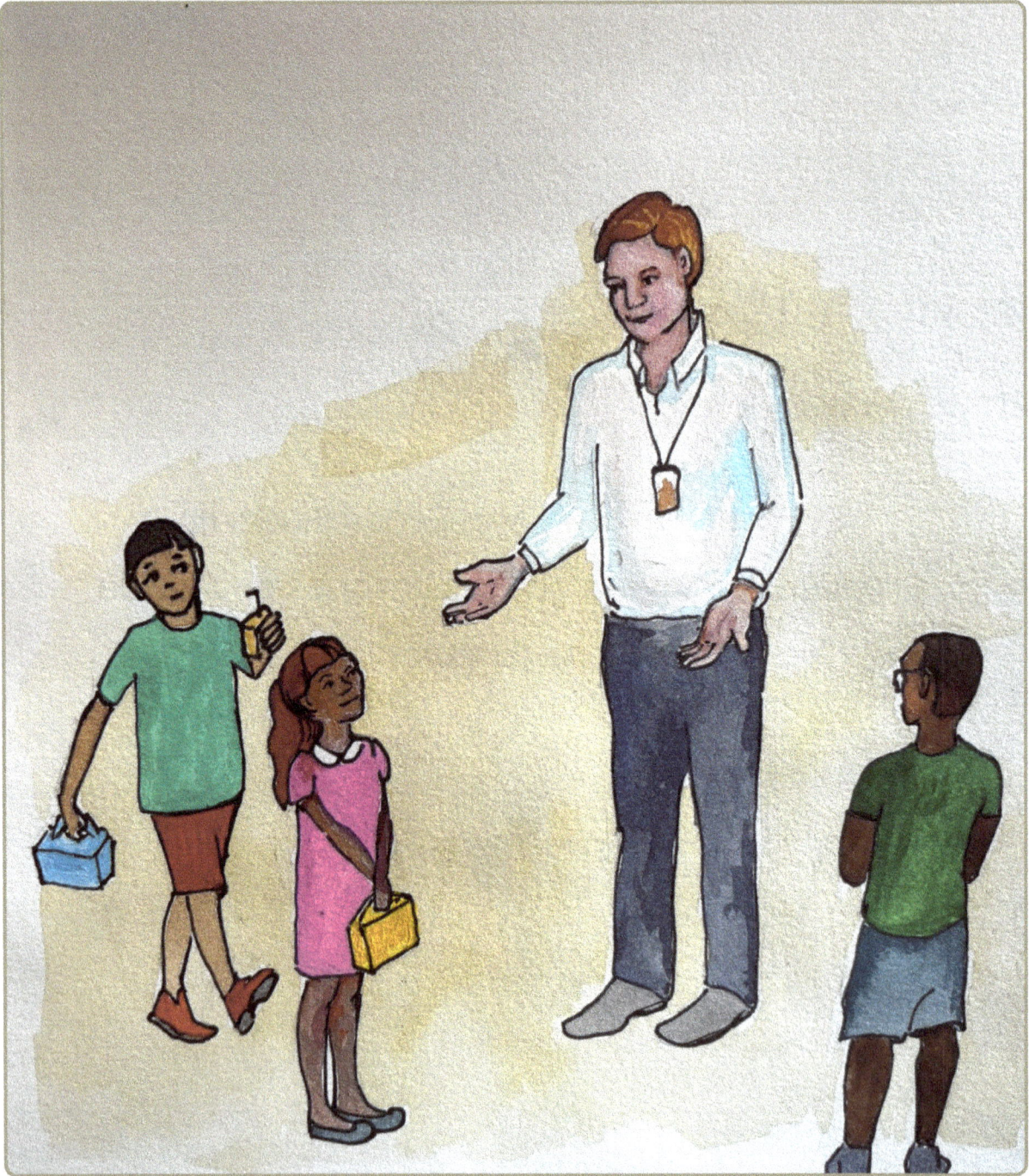

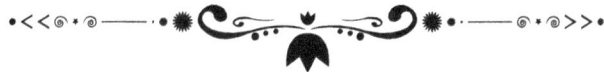

Hablaron con los estudiantes, maestros y personal, escuchando sus preocupaciones y ofreciendo palabras de consuelo y ánimo.

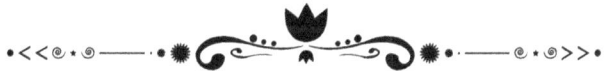

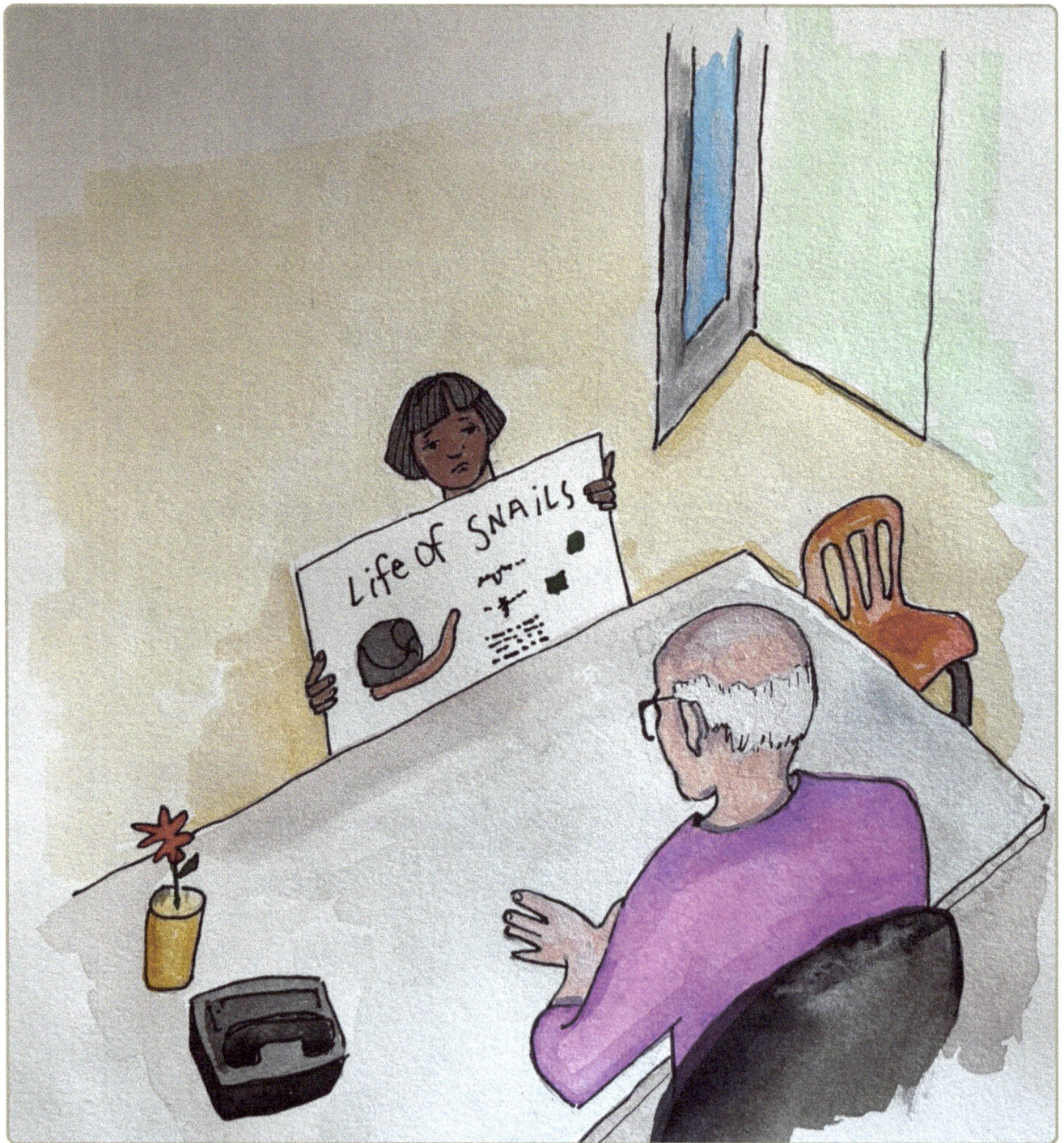

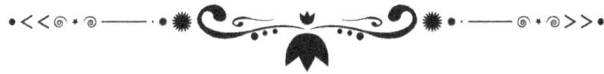

El Enfermero Jim descubrió que
muchos de los estudiantes habían
perdido las sonrisas porque estaban
preocupados por las tareas escolares
o extrañaban a sus amigos y familia.

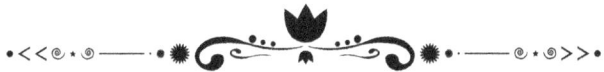

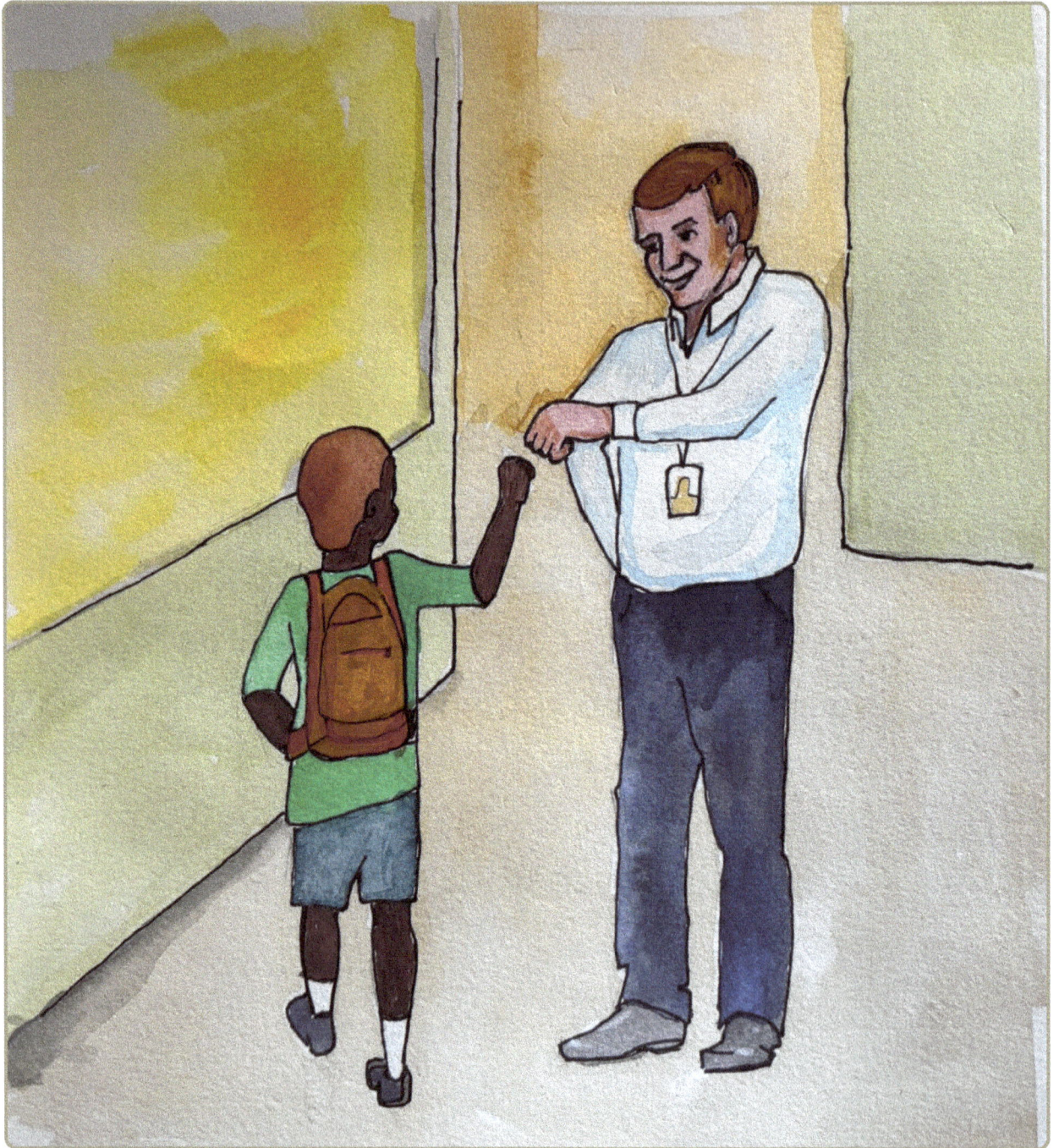

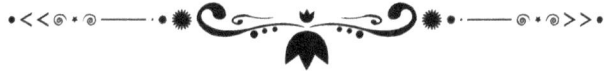

El Señor Fingerlin, con sus sabias palabras y naturaleza cariñosa, les ayudó a ver que está bien sentirse triste a veces y que no están solos.

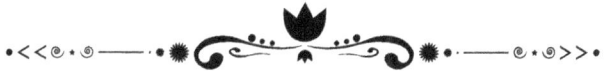

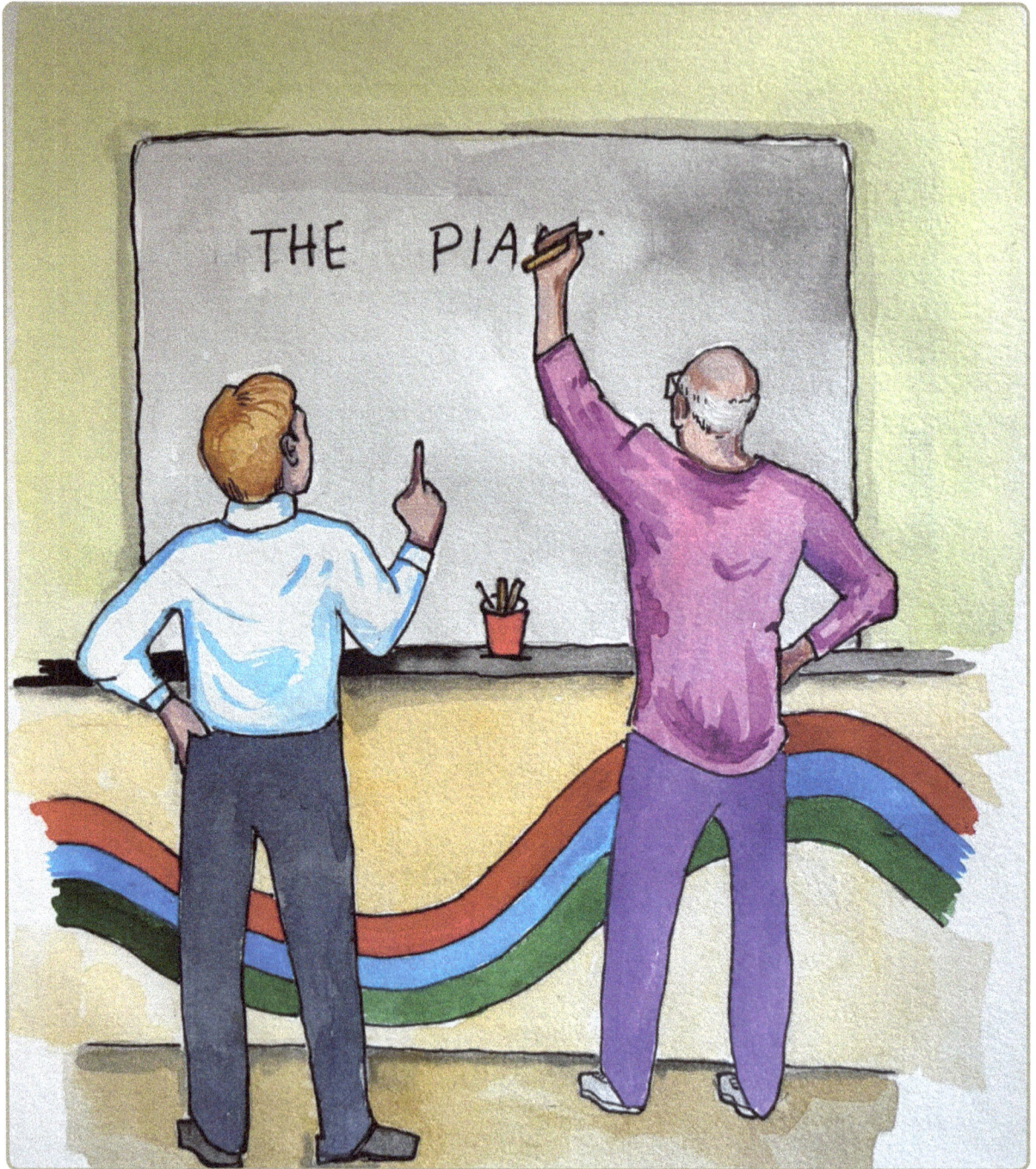

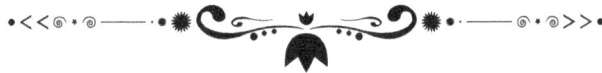

El Enfermero Jim y el Señor Fingerlin idearon un plan especial para devolver las sonrisas a los estudiantes.

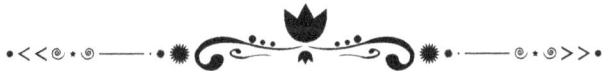

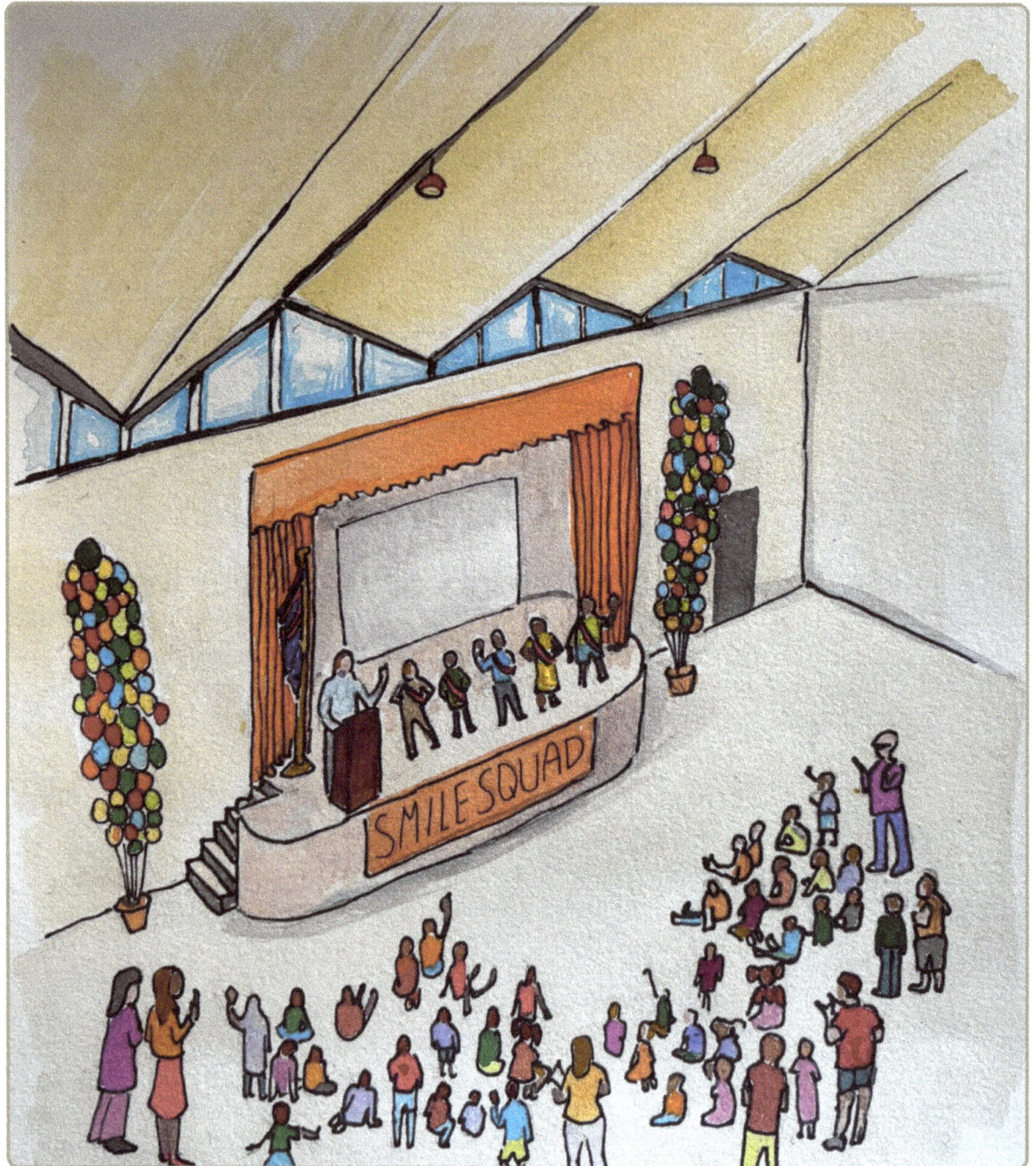

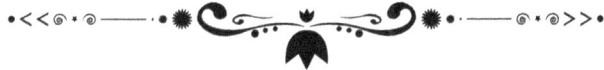

Organizaron una asamblea especial para presentar el 'Escuadrón de la Sonrisa' - un grupo de estudiantes que ayudarían a compartir felicidad y amabilidad por toda la escuela.

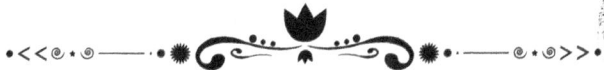

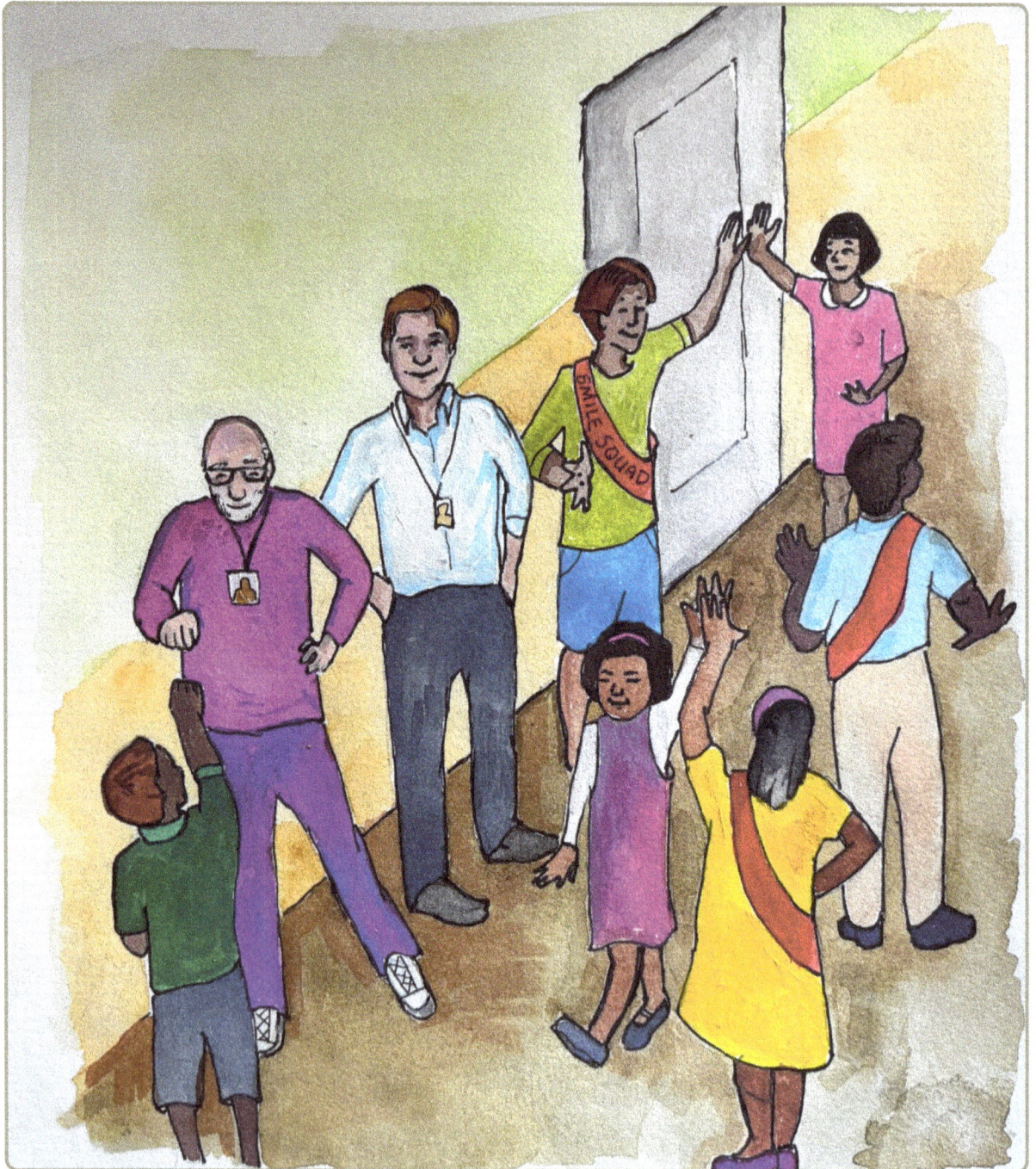

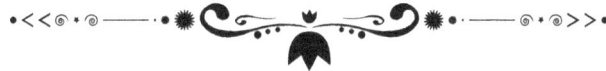

El Escuadrón de la Sonrisa, dirigido por el Enfermero Jim y el Señor Fingerlin, se embarcó en una misión para devolver las sonrisas a la Escuela Número Dos.

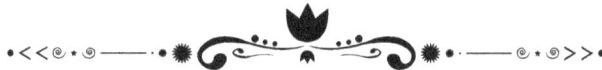

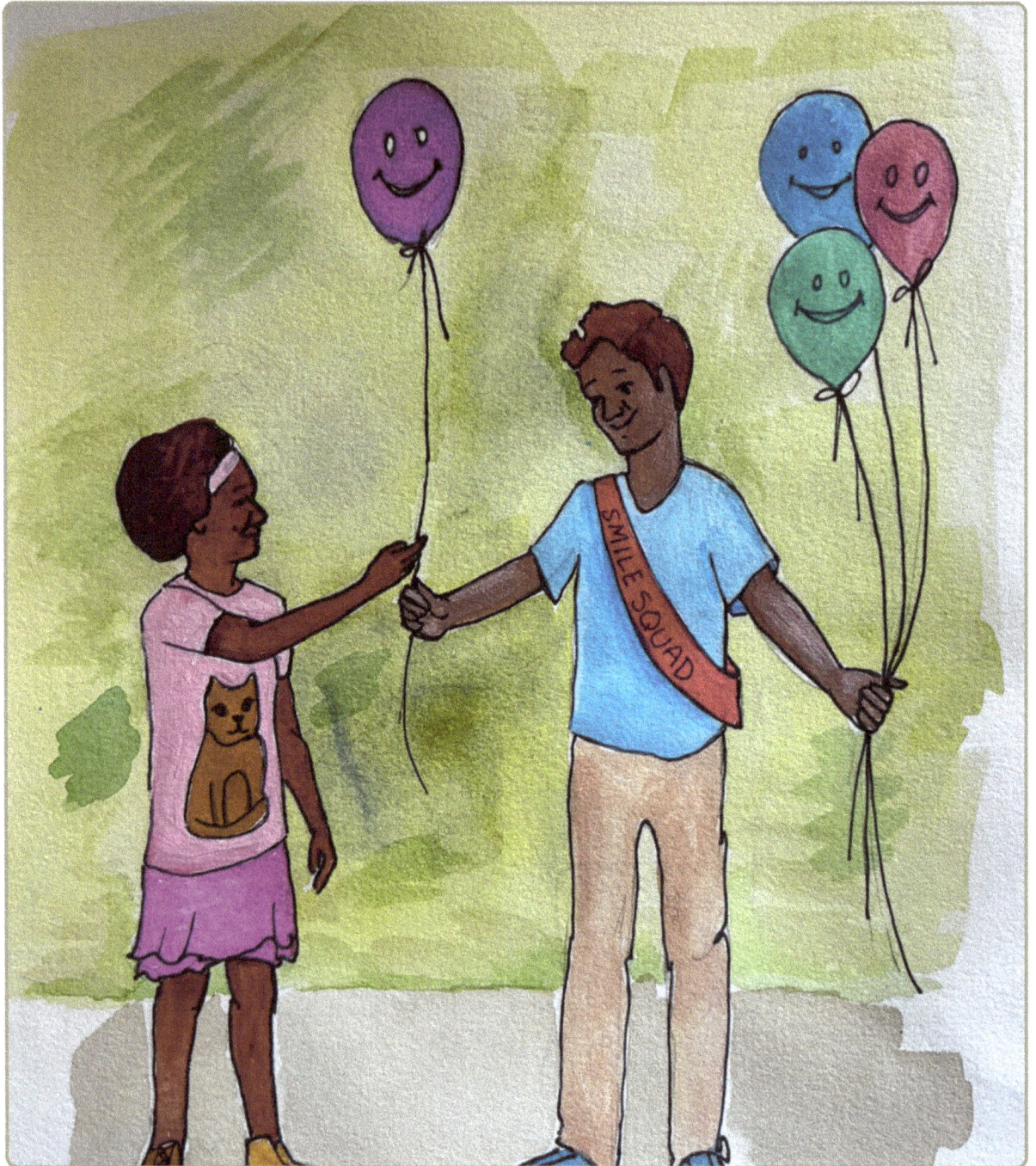

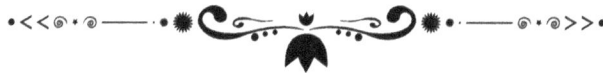

El Escuadrón hizo cosas amables, compartió palabras bonitas y usó su propia magia especial para hacer que sus compañeros se sintieran más felices.

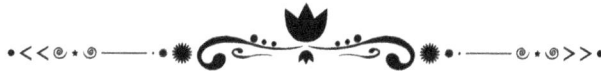

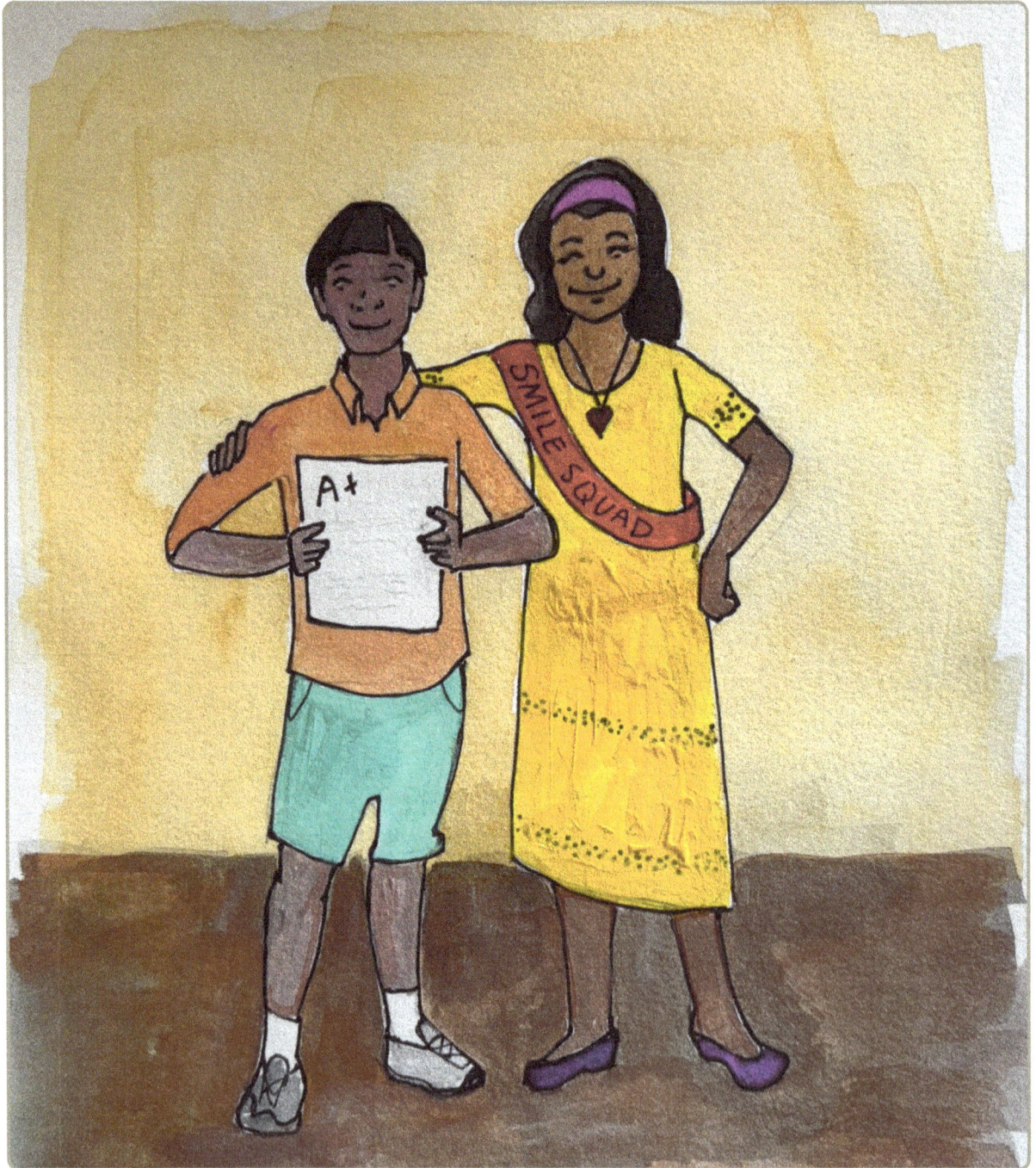

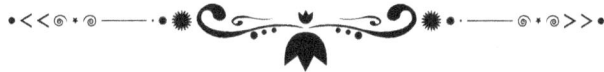

Poco a poco, las sonrisas perdidas regresaron a los estudiantes. La escuela se llenó nuevamente de risas, amistad y alegría.

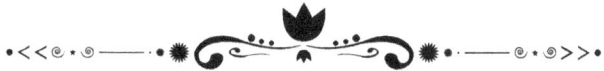

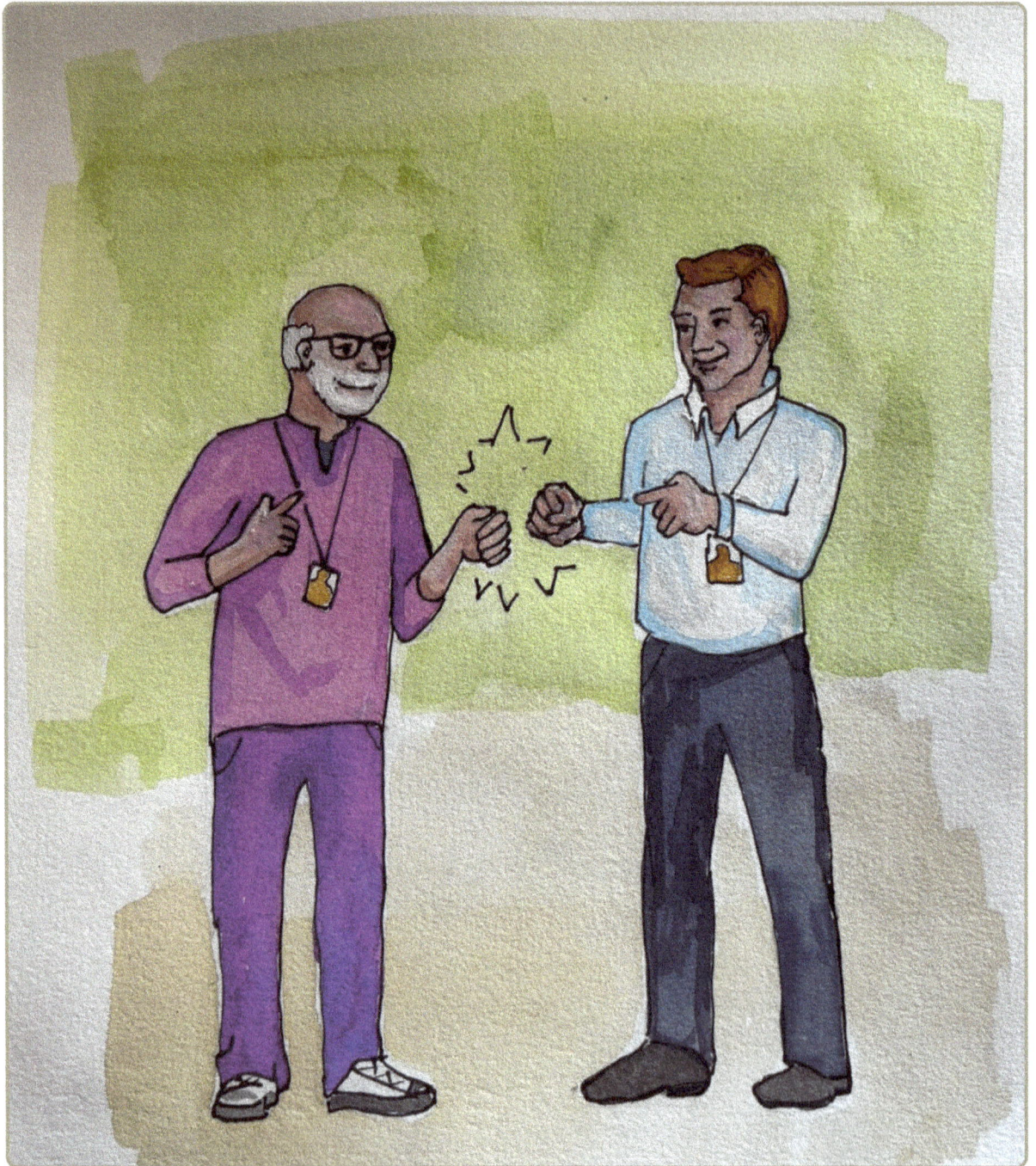

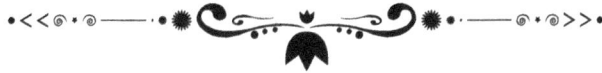

¡El trabajo en equipo del Enfermero Jim y el Señor Fingerlin, con la ayuda del Escuadrón de la Sonrisa, había encontrado las sonrisas perdidas, haciendo que la Escuela Número Dos brillara más y fuera más feliz que nunca!

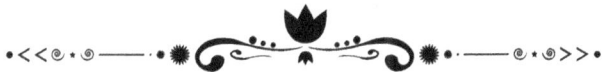

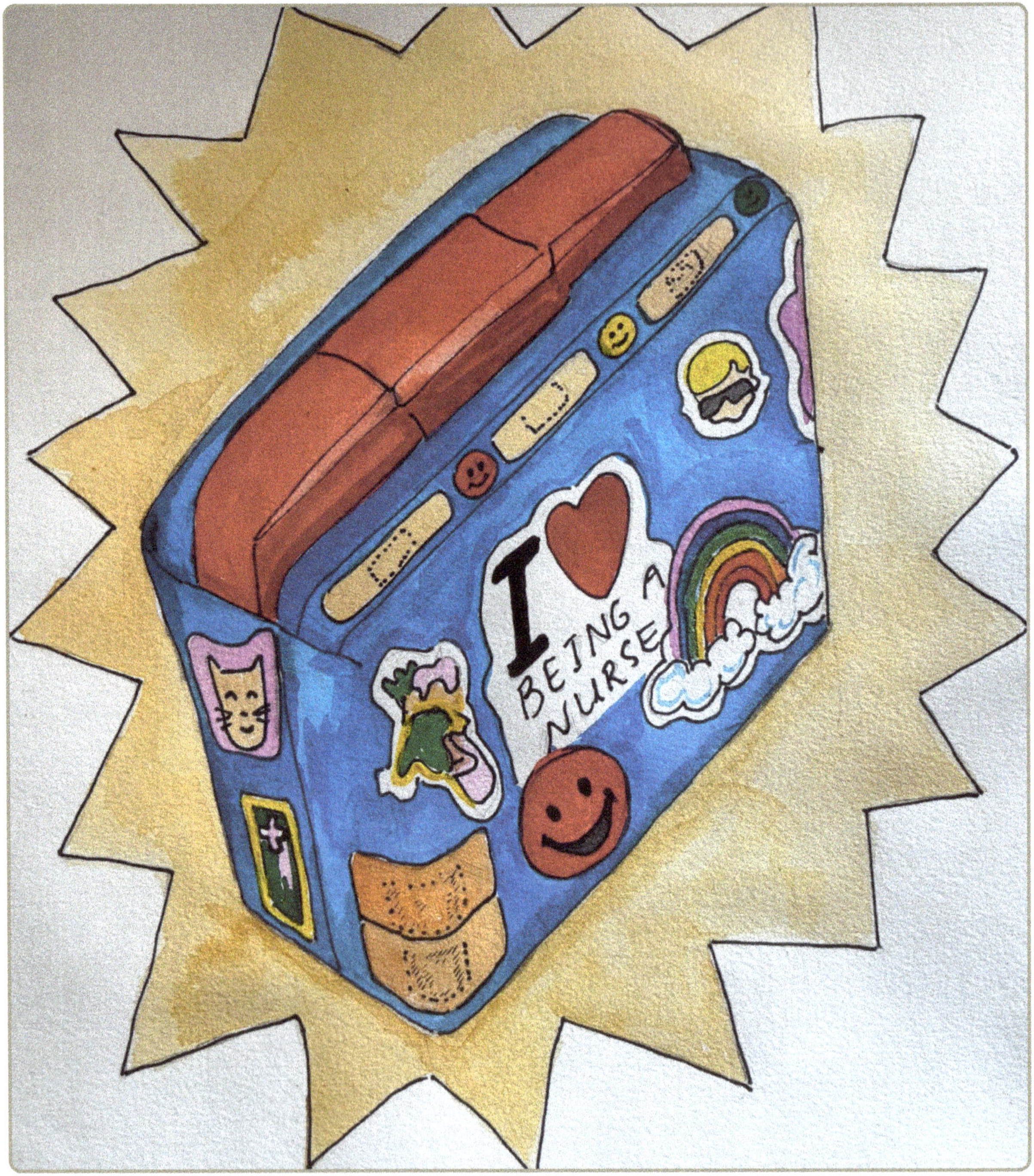
I ♥ BEING A NURSE

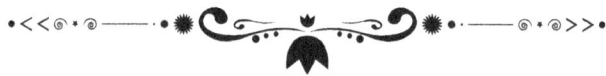

¿Qué actos de bondad puedes hacer para ayudar a otros?

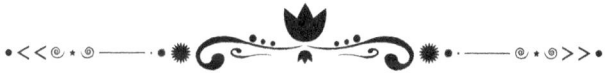

¡Espera la Nueva Aventura Escolar del
Enfermero Jim que llegará en 2025!

www.ingramcontent.com/pod-product-compliance
Lightning Source LLC
Chambersburg PA
CBHW080428030426
42335CB00020B/2638